TODO SOBRE

Ataque

Signos, Síntomas, Causas, Tipos y Prevención

Dra. Sheila Harrison

Descargo de responsabilidad

Este contenido sirve para proporcionar información general sobre la enfermedad y tiene como objetivo capacitarlo para buscar asistencia médica inmediata si es necesario para prevenir complicaciones. Es fundamental recalcar que esta información no sustituye la consulta a un médico calificado. El campo de la ciencia médica evoluciona continuamente y, debido a la naturaleza dinámica del conocimiento médico, recomendamos buscar asesoramiento de expertos si encuentra alguna inconsistencia o tiene la intención de tomar medidas basadas en la información de este contenido. Nunca ignore la orientación médica profesional ni retrase el tratamiento basándose en algo que haya leído en línea, incluido este material, o de cualquier otra fuente en línea. Recuerda siempre que Internet no puede curarte; más bien, la curación se produce a través de la guía de profesionales médicos y la providencia de Dios.

Tabla de contenidos

Revisar

Un derrame cerebral es como un ataque cardíaco para el cerebro y es una emergencia grave que pone en peligro la vida. Es fundamental actuar rápidamente porque los retrasos en la atención pueden provocar daños cerebrales duraderos o incluso la muerte. Los accidentes cerebrovasculares pueden ser aterradores para quienes los sufren o para quienes los rodean.

Afortunadamente, ahora existen más y mejores opciones de tratamiento para los accidentes cerebrovasculares. Los avances en la comprensión del cerebro, la mejora de la tecnología de imágenes y los nuevos medicamentos contribuyen a este progreso. Si nota síntomas de accidente cerebrovascular en usted mismo o en otra persona, es vital obtener atención médica inmediata. Cuanto antes reciba atención una persona que sufre un accidente cerebrovascular, es más probable que los efectos se limiten o reviertan.

Un tratamiento rápido puede marcar una diferencia significativa, convirtiendo un evento potencialmente incapacitante o mortal en algo más manejable. Saber reconocer los signos de un accidente cerebrovascular y tomar las medidas adecuadas puede salvar una vida y reducir las complicaciones. Los cambios en el estilo de vida también pueden ayudar a reducir el riesgo de sufrir un accidente cerebrovascular. Explore más sobre los tipos, los primeros signos, los síntomas y las causas del accidente cerebrovascular y descubra formas de prevenirlo.

¿A quién afecta el ictus?

Los accidentes cerebrovasculares pueden afectar a cualquier persona, ya sean niños o adultos, pero ciertas personas enfrentan un riesgo mayor. Los accidentes cerebrovasculares son más prevalentes en personas de edad avanzada, y alrededor de dos tercios ocurren en personas mayores de 65 años.

Ciertas condiciones médicas pueden elevar el riesgo de sufrir un derrame cerebral. Estos incluyen presión arterial alta (hipertensión), colesterol alto (hiperlipidemia), diabetes tipo 2 e individuos con antecedentes de accidente cerebrovascular, ataque cardíaco o ritmos cardíacos irregulares como fibrilación auricular.

¿Qué tan común es un derrame cerebral?

Los accidentes cerebrovasculares están muy extendidos y constituyen la segunda causa de muerte a nivel mundial. En los Estados Unidos, ocupa la quinta posición de la quinta causa de muerte. Además, los accidentes cerebrovasculares contribuyen de manera importante a la discapacidad a escala global.

Sección 1
¿Qué es un derrame cerebral?

Un derrame cerebral es una condición crítica que ocurre cuando una parte del cerebro carece de suficiente flujo sanguíneo. Por lo general, esto se debe a una arteria bloqueada o a una hemorragia dentro del cerebro. Cuando el área afectada no recibe un suministro de sangre constante, las células cerebrales de esa región comienzan a morir debido a la escasez de oxígeno.

o

Un derrame cerebral ocurre cuando el suministro de sangre a ciertas partes del cerebro disminuye o se interrumpe. Esto conduce a una privación de nutrientes esenciales y oxígeno necesarios para la supervivencia del tejido cerebral. En cuestión de minutos, las células comienzan a morir, lo que afecta negativamente a las funciones cerebrales.

URGENTE: Un derrame cerebral es una emergencia crítica y el tiempo es esencial. Si usted o alguien a su alrededor muestra síntomas de un derrame cerebral, LLAME AL 911 (o al número de servicios de emergencia local) INMEDIATAMENTE. El tratamiento rápido aumenta significativamente la probabilidad de recuperación sin una discapacidad duradera. Una persona que sufre un derrame cerebral puede tener debilidad muscular en un lado. Pídales que levanten los brazos. Si hay debilidad unilateral (que ocurre recientemente), un brazo permanecerá más alto mientras que el otro se hundirá y caerá.

Para identificar las señales de advertencia de un derrame cerebral, recuerde el acrónimo **SÉ RÁPIDO**:

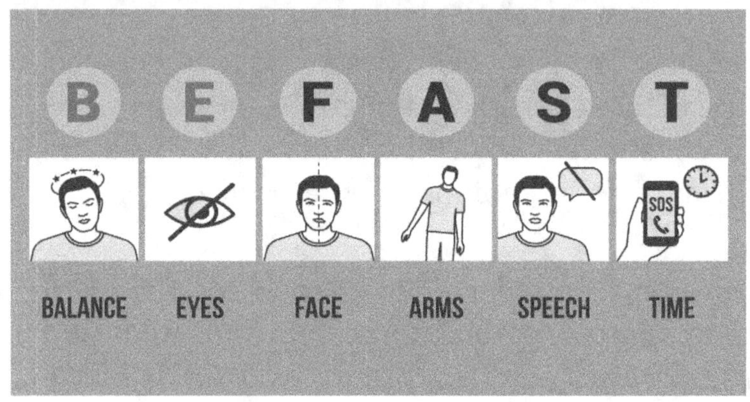

- **B**: Esté atento a una pérdida repentina del equilibrio..
- **E**: Esté atento a una pérdida repentina de visión en uno o ambos ojos. Compruebe si hay visión doble
- **F**: Pídele a la persona que sonría. Observe si hay una caída en uno o ambos lados de la cara, lo que indica debilidad muscular o parálisis.
- **A**: Una persona que sufre un derrame cerebral a menudo tiene debilidad muscular en un lado. Pídales que levanten los brazos. Si tiene debilidad unilateral (y no la tenía antes), un brazo permanecerá más alto mientras que el otro se hundirá y caerá hacia abajo.
- **S**: Los accidentes cerebrovasculares pueden afectar la capacidad de una persona para hablar. Esté atento a la dificultad para hablar o a la dificultad para elegir las palabras correctas.

- **T**: El tiempo es crucial, ¡así que no tardes en buscar ayuda! Si es posible, verifique la hora a la que comienzan los síntomas. Informar a un proveedor de atención médica sobre la aparición de los síntomas le ayuda a determinar las opciones de tratamiento más adecuadas.

¿Cómo afecta un derrame cerebral a mi cuerpo?

Los accidentes cerebrovasculares son similares a los ataques cardíacos para el cerebro. Durante un derrame cerebral, una sección del cerebro pierde su suministro de sangre, privándola de oxígeno. Sin oxígeno, las células cerebrales afectadas carecen de oxígeno y dejan de funcionar correctamente.

Si las células cerebrales permanecen sin oxígeno durante un período prolongado, morirán. Cuando muere una cantidad suficiente de células cerebrales en un área, el daño se vuelve irreversible, lo que lleva a la pérdida potencial de capacidades controladas por esa región. Sin embargo, restaurar el flujo sanguíneo puede prevenir o al menos limitar dichos daños. Esto subraya la importancia crítica del tiempo en el tratamiento de un accidente cerebrovascular.

Sección 2
Tipos de accidente cerebrovascular

Los accidentes cerebrovasculares pueden ocurrir a través de dos mecanismos principales: isquemia y hemorragia.

Accidente cerebrovascular isquémico

La isquemia ocurre cuando las células no reciben suficiente flujo sanguíneo para proporcionarles oxígeno. Esto sucede comúnmente debido a una obstrucción en los vasos sanguíneos del cerebro, lo que provoca un corte en el flujo sanguíneo. Los accidentes cerebrovasculares isquémicos son los más prevalentes y constituyen aproximadamente el 80% de todos los accidentes cerebrovasculares.

Los accidentes cerebrovasculares isquémicos generalmente ocurren a través de uno de los siguientes mecanismos:

- Formación de un coágulo en el cerebro (trombosis).
- Un fragmento de un coágulo que se originó en otra parte del cuerpo se libera y viaja a través de los vasos sanguíneos hasta alojarse en el cerebro (embolia).

- Obstrucción de vasos pequeños (accidente cerebrovascular lacunar), que puede resultar de presión arterial alta (hipertensión), colesterol alto (hiperlipidemia) o azúcar en sangre alto (diabetes tipo 2) no tratado y prolongado. Diabetes tipo 2).

- Razones desconocidas (denominadas accidentes cerebrovasculares criptogénicos; "criptogénico" significa "origen oculto").

Ataque hemorrágico

Los accidentes cerebrovasculares hemorrágicos provocan sangrado dentro o alrededor del cerebro y se producen de dos maneras:

- Sangrado dentro del cerebro (intracerebral): esto sucede cuando un vaso sanguíneo dentro del cerebro se desgarra o rompe, lo que provoca un sangrado que ejerce presión sobre el tejido cerebral circundante.

- Sangrado en el espacio subaracnoideo (el espacio entre el cerebro y su cubierta exterior): la membrana aracnoidea, una fina capa de tejido con un patrón similar a una telaraña, rodea el cerebro. El área entre este y el cerebro es el espacio subaracnoideo ("sub" significa "debajo"). El daño a los vasos sanguíneos que atraviesan la membrana aracnoidea puede causar una hemorragia subaracnoidea, que implica sangrado en el espacio subaracnoideo y ejerce presión sobre el tejido cerebral subyacente.

Sección 3
Síntomas de accidente cerebrovascular

Una forma sencilla de recordar los síntomas de un accidente cerebrovascular es la palabra RÁPIDO, que enfatiza la importancia de un tratamiento rápido:

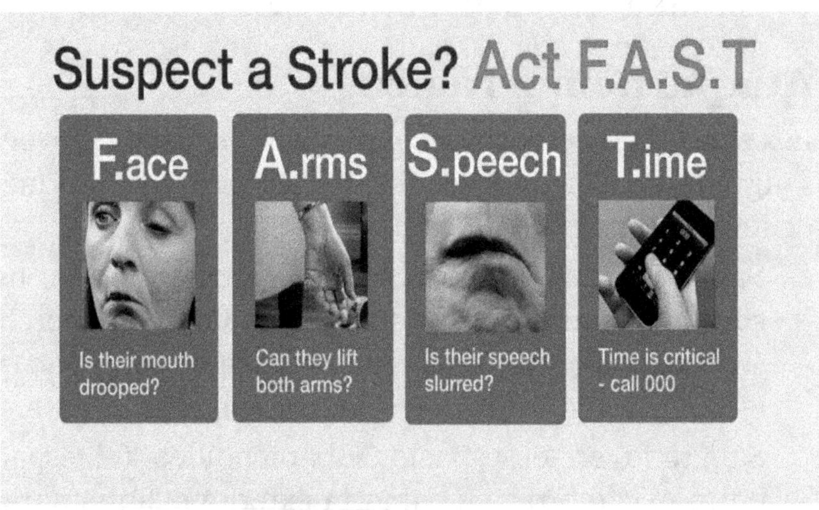

- **F** es para la caída de la cara,
- **A** es para la debilidad desigual del brazo,
- **S** es para problemas del habla, y
- **t** es por tiempo. La atención rápida es crucial.

Los síntomas del accidente cerebrovascular varían según el área afectada del cerebro, ya que diferentes regiones controlan diferentes capacidades. Por ejemplo, un derrame cerebral que afecte el área de Broca, responsable de controlar los músculos faciales y bucales utilizados en el habla, puede provocar dificultad para hablar o hablar mal.

Los síntomas de un derrame cerebral pueden involucrar uno o más de los siguientes:

- Debilidad o parálisis unilateral.
- Afasia (dificultad o pérdida de la capacidad de hablar).
- Habla confusamente o confusamente (disartria).
- Pérdida de control muscular en un lado de la cara.
- Pérdida repentina, ya sea parcial o total, de uno o más sentidos (visión, oído, olfato, gusto y tacto).
- Visión borrosa o doble (diplopía).
- Pérdida de coordinación o torpeza (ataxia).
- Mareos o vértigo.
- Náuseas y vómitos.
- Rigidez en el cuello.
- Inestabilidad emocional y cambios de personalidad.
- Confusión o agitación.
- Convulsiones.
- Pérdida de memoria (amnesia).
- Dolores de cabeza (generalmente repentinos y severos).
- Desmayarse o desmayarse.
- Con el.

Ataque isquémico transitorio (AIT)

Un ataque isquémico transitorio (AIT), a veces denominado "mini derrame cerebral", se parece a un derrame cerebral, pero sus efectos son temporales. Los AIT a menudo sirven como señales de advertencia de que un individuo tiene un riesgo significativamente elevado de sufrir un accidente cerebrovascular en toda regla en un futuro cercano. En consecuencia, la atención médica de emergencia inmediata es esencial para alguien que ha tenido un AIT.

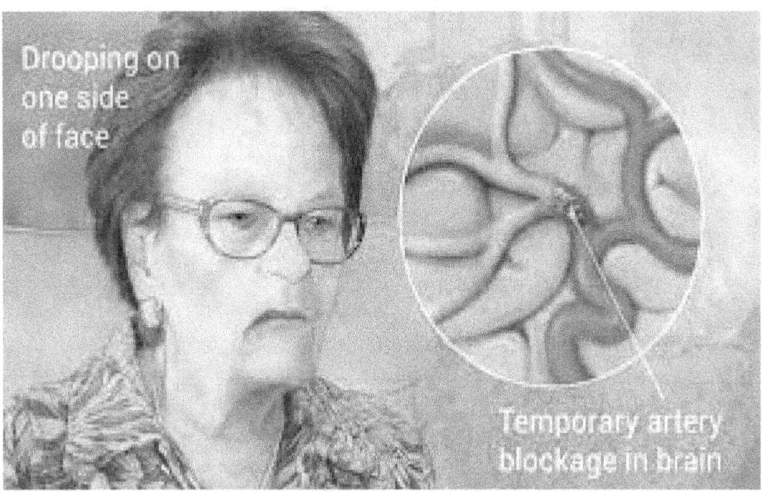

Sección 4
Causas del accidente cerebrovascular

Los accidentes cerebrovasculares isquémicos y hemorrágicos pueden ocurrir por varias razones. Los accidentes cerebrovasculares isquémicos generalmente son el resultado de coágulos de sangre, y estos coágulos pueden formarse debido a una variedad de factores, que incluyen:

- **Aterosclerosis:** Una afección en la que se acumulan depósitos de grasa en las arterias, estrechándose y potencialmente bloqueando el flujo sanguíneo.

- **Trastornos de la coagulación:** Condiciones que afectan la coagulación normal de la sangre, haciéndola más propensa a formar coágulos, lo que puede provocar obstrucciones en los vasos sanguíneos.

- **Fibrilación auricular:** Un ritmo cardíaco irregular que puede provocar la formación de coágulos de sangre en el corazón, aumentando el riesgo de sufrir accidentes cerebrovasculares.

- **Defectos cardíacos (comunicación interauricular o comunicación interventricular):** Anomalías estructurales en el corazón que pueden crear condiciones que favorecen la formación de coágulos sanguíneos, pudiendo provocar accidentes cerebrovasculares.

- **Enfermedad isquémica microvascular:**Los pequeños vasos sanguíneos del cerebro pueden verse afectados, lo que provoca una reducción del flujo sanguíneo y un mayor riesgo de sufrir un accidente cerebrovascular.

Los accidentes cerebrovasculares hemorrágicos pueden ocurrir por varias razones, que incluyen:
- **Hipertensión:**Especialmente cuando persiste durante un período prolongado, alcanza niveles muy altos, o ambas cosas.
- **Aneurismas cerebrales:** Ciertos casos de estos puntos débiles de los vasos sanguíneos abultados pueden provocar accidentes cerebrovasculares hemorrágicos.
- **Tumores cerebrales:** Incluyendo crecimientos cancerosos en el cerebro.
- **Enfermedades que afectan los vasos sanguíneos del cerebro:** Condiciones como la enfermedad de moyamoya que debilitan o provocan cambios anormales en los vasos sanguíneos del cerebro.

Condiciones relacionadas

Varias otras condiciones y factores pueden contribuir al riesgo de que un individuo sufra un derrame cerebral. Estos abarcan:

- Trastorno por consumo de alcohol.
- Presión arterial alta: desempeña un papel en todos los tipos de accidentes cerebrovasculares al contribuir al daño de los vasos sanguíneos, lo que aumenta la probabilidad de sufrir un accidente cerebrovascular.
- Colesterol alto (hiperlipidemia).
- Dolores de cabeza por migraña: especialmente aquellos con auras, ya que pueden presentar síntomas similares a los de un derrame cerebral, y las personas con migrañas tienen un riesgo elevado de sufrir un derrame cerebral en algún momento de sus vidas.
- Diabetes tipo 2.
- Fumar y otras formas de consumo de tabaco: esto incluye el vapeo y el tabaco sin humo.
- Abuso de drogas: involucra tanto medicamentos recetados como no recetados.

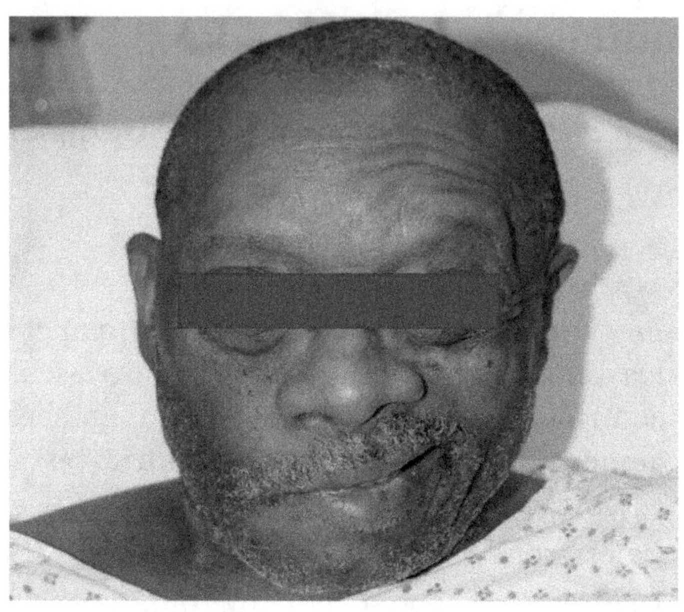

¿Es contagioso?

Los accidentes cerebrovasculares no son contagiosos y no se los puede transmitir ni contraer a otras personas.

Sección 5
Diagnóstico y pruebas

Diagnóstico de accidente cerebrovascular

Un profesional de la salud puede identificar un accidente cerebrovascular mediante un proceso integral que involucra un examen neurológico, diagnóstico por imágenes y pruebas adicionales. En el examen neurológico, se le pedirá que realice tareas específicas o responda preguntas. Mientras realiza estas actividades, el proveedor observará signos distintivos que indiquen un problema con el funcionamiento de una parte particular de su cerebro.

Cuando un médico sospecha un derrame cerebral, las pruebas más comunes que se realizan incluyen:

- Tomografía computarizada (TC).
- Análisis de sangre de laboratorio: evalúan signos de infecciones o daño cardíaco, verifican la capacidad de coagulación y los niveles de azúcar en la sangre, y evalúan la función renal y hepática, entre otros factores.
- Electrocardiograma (ECG o EKG): garantiza que un problema cardíaco no sea la causa subyacente.
- Exploración por resonancia magnética (MRI).

- Electroencefalograma (EEG): aunque es menos común, puede descartar convulsiones o problemas relacionados.

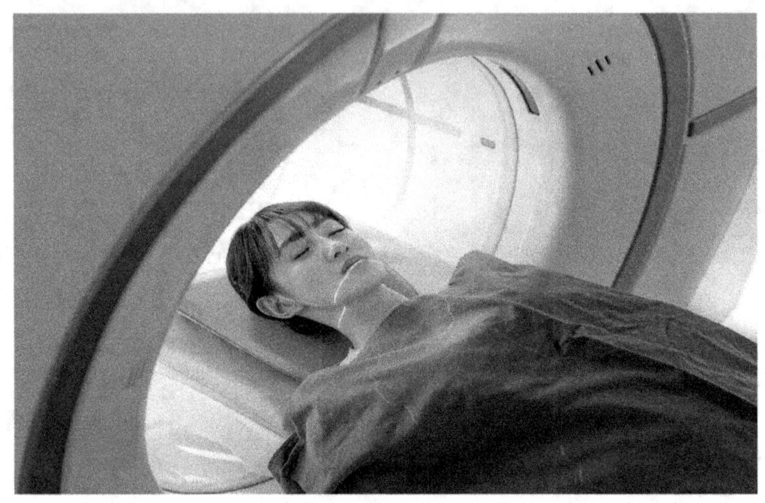

Tomografía computarizada (TC)

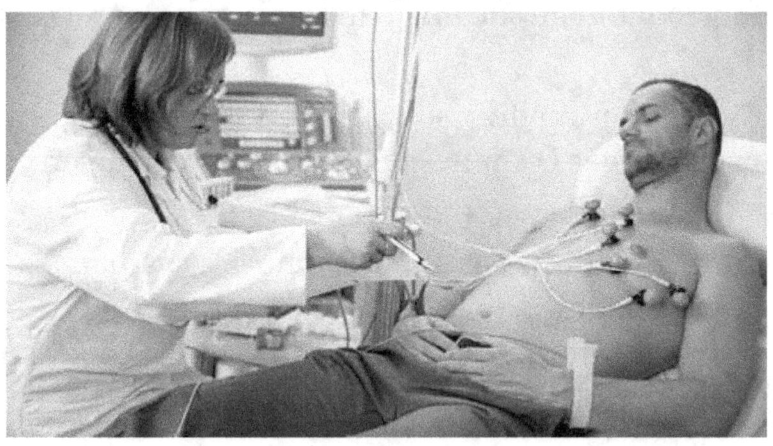

Electrocardiograma (ECG o EKG)

Sección 6
Manejo y tratamiento
¿Cómo se tratan los accidentes cerebrovasculares?

El enfoque para tratar un accidente cerebrovascular depende de varios factores, siendo el determinante principal el tipo de accidente cerebrovascular que sufre una persona.

- **Isquémico:** En el caso de accidentes cerebrovasculares isquémicos, el objetivo principal es restablecer la circulación en las áreas del cerebro afectadas. Si se logra con prontitud, a veces es factible evitar daños permanentes o, al menos, mitigar la gravedad del accidente cerebrovascular. Por lo general, esto implica el uso de una clase específica de medicamentos conocidos como trombolíticos y, en algunos casos, se puede emplear un procedimiento de cateterismo.

- **Hemorrágico:** Para los accidentes cerebrovasculares hemorrágicos, el curso del tratamiento depende de la ubicación y la extensión del sangrado. El objetivo principal suele ser reducir la presión arterial, ya que esto puede disminuir la cantidad de sangrado y evitar que empeore. Mejorar la coagulación para detener el sangrado es otra vía de tratamiento. En ciertos casos, puede ser necesaria una cirugía para aliviar la presión sobre el cerebro causada por la sangre acumulada.

¿Qué medicamentos o tratamientos se utilizan?

Los medicamentos y tratamientos administrados dependen del tipo de accidente cerebrovascular y del momento oportuno para iniciar el tratamiento después del evento. Los tratamientos a largo plazo para el accidente cerebrovascular se implementan en los días y meses posteriores a la intervención de emergencia que aborda la amenaza inmediata de un accidente cerebrovascular.

En esencia, su proveedor de atención médica es la persona más calificada para asesorarle sobre los tratamientos recomendados. Pueden personalizar la información según su caso específico, considerando factores como su historial médico, circunstancias personales y más.

Algunos ejemplos de tratamientos para el accidente cerebrovascular son los siguientes:

Accidente cerebrovascular isquémico	Ataque hemorrágico
Fármacos tromboliticos (dentro de tres a cuatro horas y media).	Manejo de la presión arterial.
Trombectomía (dentro de las 24 horas si no hay daño cerebral significativo).	Reversión de cualquier medicamento que pueda aumentar el sangrado.
Manejo de la presión arterial.	Uso de medicamentos o cirugía para reducir la presión dentro del cráneo.

Fármacos tromboliticos

Los fármacos tromboliticos, derivados de las palabras griegas "trombo" que significa "coágulo" y "lisis" que significa "aflojamiento/disolución", son una opción viable dentro de las tres horas iniciales después de la aparición de los síntomas del accidente cerebrovascular. Estos medicamentos están diseñados para disolver los coágulos de sangre existentes. Sin embargo, su eficacia se limita al período de tres a cuatro horas y media porque más allá de ese período, aumentan el riesgo de complicaciones hemorrágicas potencialmente peligrosas.

Trombectomía mecánica

En situaciones en las que los fármacos trombolíticos no son una opción viable, especialmente cuando ha transcurrido el tiempo, un procedimiento de cateterismo llamado trombectomía mecánica se convierte en una alternativa potencial. Los procedimientos de trombectomía mecánica también dependen del tiempo, siendo la ventana óptima dentro de las 24 horas posteriores al inicio de los síntomas. Este procedimiento implica insertar un catéter (dispositivo similar a un tubo) en un vaso sanguíneo importante y llevarlo hasta el coágulo en el cerebro. En el lugar del coágulo, el catéter está equipado con una herramienta en su punta diseñada para extraer el coágulo.

Manejo de la presión arterial

Dado que la presión arterial elevada suele ser la causa de los accidentes cerebrovasculares hemorrágicos, un aspecto crucial de su tratamiento consiste en reducir la presión arterial. La reducción de la presión arterial desempeña un papel fundamental a la hora de restringir el sangrado y facilita el proceso de coagulación para sellar el vaso sanguíneo dañado.

Apoyo a la coagulación

La capacidad de coagulación del cuerpo, esencial para detener hemorragias y curar lesiones, depende de un proceso conocido como hemostasia. Para ayudar a la hemostasia, se administran medicamentos o factores sanguíneos para facilitar la coagulación. Los ejemplos incluyen la terapia con vitamina K, infusiones de protrombina o factores de coagulación, entre otros. Esta forma de tratamiento se emplea predominantemente en casos de accidentes cerebrovasculares hemorrágicos y resulta beneficiosa para controlar el sangrado, especialmente en personas que toman medicamentos anticoagulantes.

Cirugía

En determinadas situaciones, la cirugía se vuelve imprescindible para aliviar la presión sobre el cerebro. Esta necesidad es particularmente pronunciada en los casos de hemorragias subaracnoideas, que son más accesibles porque ocurren en la superficie exterior del cerebro.

Tratamientos de apoyo y otros métodos.

El tratamiento del accidente cerebrovascular abarca varios enfoques, algunos de apoyo directo y otros centrados en prevenir complicaciones. Su proveedor de atención médica puede proporcionarle detalles específicos sobre estos tratamientos adicionales, junto con recomendaciones y explicaciones.

Rehabilitación del accidente cerebrovascular

Un aspecto integral del tratamiento del accidente cerebrovascular implica ayudar a las personas en su recuperación o adaptación a los cambios en su cerebro, particularmente ayudándoles a recuperar las capacidades perdidas. La rehabilitación de un accidente cerebrovascular juega un papel crucial en el proceso de recuperación de la mayoría de las personas que han sufrido un accidente cerebrovascular. Esta rehabilitación puede asumir diversas formas, abarcando:

- **Terapia del lenguaje:**Esto ayuda a recuperar el lenguaje y la capacidad de hablar, mejorando el control sobre los músculos involucrados en la respiración, comer, beber y tragar.

- **Terapia física:**Dirigido a mejorar o restaurar el uso de manos, brazos, pies y piernas, así como a abordar problemas de equilibrio, debilidad muscular y preocupaciones relacionadas.

- **Terapia ocupacional:**Se centra en entrenar el cerebro para facilitar las actividades cotidianas, con especial énfasis en refinar las habilidades motoras finas y el control de los músculos.

- **Terapia cognitiva:**Beneficioso para abordar problemas de memoria y dificultades con actividades que requieren atención o concentración que antes podían haber sido manejables.

Se pueden considerar terapias adicionales según su caso y sus necesidades individuales. Su proveedor de atención médica es la persona más calificada para brindar orientación sobre qué tratamientos serían más beneficiosos para usted.

¿Qué tan pronto después del tratamiento me sentiré mejor?

La duración de la recuperación y el tiempo que lleva experimentar una mejora después del tratamiento varían según varios factores. Su proveedor de atención médica es la fuente más confiable para brindarle información sobre qué esperar y el cronograma probable para su recuperación.

Sección 7
Complicaciones/efectos secundarios del tratamiento.

Los posibles efectos secundarios de los tratamientos para el accidente cerebrovascular dependen en gran medida de factores como el tipo de accidente cerebrovascular, los tratamientos específicos empleados y el historial médico individual. Su proveedor de atención médica es el mejor recurso para brindarle información sobre los efectos secundarios esperados y orientación sobre cómo controlarlos o prevenirlos.

¿Cómo puedo cuidarme o controlar los síntomas?

Es importante tener en cuenta que un derrame cerebral es una emergencia médica crítica y no se recomienda intentar autodiagnosticarse o autotratarse. Si usted o alguien a su alrededor experimenta síntomas de accidente cerebrovascular, es fundamental actuar de inmediato. Llame al 911 (o al número de servicios de emergencia local) de inmediato, ya que retrasar el tratamiento del accidente cerebrovascular aumenta el riesgo de daño cerebral permanente o muerte.

Un derrame cerebral es una emergencia médica crítica y potencialmente mortal, y se desaconseja encarecidamente intentar el autodiagnóstico o el autotratamiento. Si usted o alguien que lo acompaña presenta síntomas de un derrame cerebral, es imperativo que llame al 911 (o al número de servicios de emergencia local) de inmediato. El inicio rápido del tratamiento del accidente cerebrovascular es esencial, ya que cualquier retraso aumenta el riesgo de daño cerebral permanente o incluso la muerte.

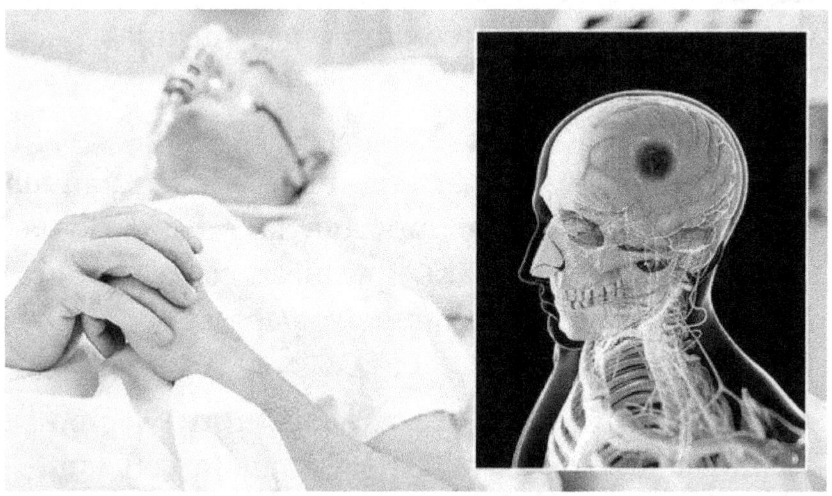

Paciente con accidente cerebrovascular con soporte vital

Sección 8
¿Cómo me cuido? Vivir con un derrame cerebral

En caso de sufrir un derrame cerebral, su proveedor de atención médica colaborará con usted para diseñar un plan de tratamiento y delinear el cronograma previsto para la recuperación. Pueden recetar medicamentos, sugerir opciones de terapia y más. Es fundamental entablar una conversación con su proveedor de atención médica para comprender el fundamento de sus recomendaciones y cómo estas medidas pueden beneficiarlo.

Seguir diligentemente el plan de tratamiento finalizado es de suma importancia, ya que ofrece la mejor oportunidad para optimizar su recuperación. Además, considere los siguientes pasos:

- **Adherencia a la medicación:** Tome los medicamentos recetados de manera constante, ya que pueden desempeñar un papel crucial en la prevención de otro derrame cerebral.

- **Asistencia a citas de rehabilitación/terapia:** La asistencia regular y la participación activa en

sesiones de rehabilitación o terapia son vitales para
su recuperación.

- **Priorizar la salud mental:** La depresión y la
  ansiedad son comunes después de un derrame
  cerebral. Es importante buscar ayuda para estas
  afecciones, ya que los problemas de salud mental
  no tratados pueden obstaculizar el proceso de
  recuperación. Hable sobre estos sentimientos con
  su proveedor de atención médica para explorar la
  atención adecuada.

- **Implementar cambios en el estilo de vida:**
  Haga un esfuerzo por adoptar los cambios
  recomendados en el estilo de vida, especialmente
  en lo que respecta al control de la presión arterial,
  el azúcar en sangre y el colesterol. Abordar estos
  factores puede contribuir significativamente tanto a
  su recuperación como a prevenir futuros accidentes
  cerebrovasculares. Si se consume tabaco o
  productos de vapeo, dejar de fumar también puede
  tener beneficios sustanciales.

Sección 9
Prevención del accidente cerebrovascular

Ciertos factores de riesgo de accidente cerebrovascular, como la edad y los antecedentes familiares, están fuera de nuestro control. Sin embargo, adoptar hábitos de vida específicos puede disminuir sustancialmente el riesgo de sufrir un derrame cerebral. Si bien estas medidas no garantizan la prevención del accidente cerebrovascular, contribuyen a reducir el riesgo general. Aquí hay acciones que puede tomar:

- **Mejorar el estilo de vida:** Mejora tu estilo de vida: Llevar una dieta saludable y agregar ejercicio a tu rutina diaria puede mejorar tu salud. También debes asegurarte de dormir lo suficiente (la cantidad recomendada es de siete a ocho horas).

- **Baja tu presión arterial:** La presión arterial alta es una de las principales causas de accidente cerebrovascular. Sin embargo, es posible que no siempre sepamos que tenemos hipertensión, ya que muchas veces no presenta ningún síntoma. Por lo tanto, para aquellas personas con niveles normales de presión arterial, se recomienda tomar una lectura de presión arterial al menos una vez cada 3 años.

- **Evita fumar:**Es comúnmente sabido que fumar es perjudicial para nuestro cuerpo y aumenta el riesgo de sufrir un derrame cerebral. Si no fumas, no empieces. Si fuma, obtenga apoyo y deje de fumar hoy para reducir su riesgo de sufrir un derrame cerebral.

- **Toma nota de la salud de tu corazón:**Si tiene afecciones cardíacas preexistentes, asegúrese de consultar a su médico y seguir sus consejos para mantenerlas bajo control y reducir el riesgo de sufrir un derrame cerebral.

- **Mantenerse activo:**Hacer ejercicio puede ayudarnos a perder peso y reducir la probabilidad de que desarrollemos problemas de salud como diabetes, hipertensión y colesterol alto, que son factores de riesgo de accidente cerebrovascular. Puedes empezar poco a poco eligiendo subir las escaleras en lugar de las escaleras mecánicas y tomar el camino más largo a casa. Hacer un entrenamiento corto de 30 minutos en casa, 5 días a la semana, también puede ayudar.

- **Limite su consumo de alcohol:**Beba con moderación o nada. Para prevenir complicaciones de salud causadas por el consumo excesivo de alcohol, las mujeres deben limitarse a 1 trago al día, mientras que los hombres solo deben tomar hasta 2 tragos al día.

- **Adoptar una dieta saludable:**Consuma frutas y verduras frescas y reduzca el consumo de sal y grasas trans y saturadas, que pueden obstruir nuestras arterias y aumentar la presión arterial. Comer sano también puede ayudarnos a perder algo de peso, reduciendo aún más el riesgo de sufrir un accidente cerebrovascular.

- **Controle su diabetes:**Si tiene diabetes, mantenga bajo control con ejercicio regular, una dieta saludable y medicamentos recetados por su médico.

- **Cuida tus niveles de colesterol:**Hacer ejercicio con regularidad y seguir una dieta saludable puede ayudar a reducir los niveles de colesterol, pero a veces puede no ser suficiente. A veces, los médicos pueden recetar medicamentos para ayudar a mantener el colesterol bajo control.

- **toma tu medicación:**Para aquellos con una condición de salud existente que aumenta su riesgo de sufrir un derrame cerebral, asegúrese de seguir los consejos de su médico y mantenerlo bajo control. Si ha sufrido un derrame cerebral anteriormente, asegúrese de tomar cualquier medicamento que le recete su médico para prevenir otro.

Consulte a su proveedor de atención primaria para un chequeo o una visita de bienestar anualmente. Las visitas de bienestar anuales pueden detectar problemas de salud, especialmente aquellos que contribuyen a sufrir un derrame cerebral, mucho antes de que sienta algún síntoma.

NOTA: La recuperación de un accidente cerebrovascular es un proceso gradual que puede llevar de varios meses a años. Además de la atención médica profesional y la terapia de rehabilitación, el apoyo familiar puede ser de gran ayuda para ayudar a sus seres queridos a recuperar la independencia y redescubrir la confianza en sí mismos.

Descubra cómo puede marcar la diferencia en la recuperación de su ser querido después de un derrame cerebral conectándose con grupos de apoyo.

Resumen de prevención de accidentes cerebrovasculares

Toma decisiones informadas sobre tu estilo de vida para minimizar riesgos o alterar conductas que puedan poner en riesgo tu salud. Prácticas específicas, como fumar, el consumo de tabaco (incluido el vapeo), el uso de drogas recreativas, el uso indebido de medicamentos recetados y el consumo excesivo de alcohol, pueden aumentar la probabilidad de sufrir un derrame cerebral. Es crucial detener estos comportamientos o abstenerse de iniciarlos por completo. Si encuentra dificultades para superar estos hábitos, consulte con su proveedor de atención médica. Pueden proporcionar orientación y acceso a recursos que respalden los cambios de estilo de vida.

Gestione eficazmente sus condiciones de salud y factores de riesgo. Ciertas afecciones, como la obesidad, los ritmos cardíacos anormales, la apnea del sueño, la presión arterial alta, la diabetes tipo 2 o el colesterol alto, eleva el riesgo de sufrir un accidente cerebrovascular isquémico. Si tiene una o más de estas condiciones, la gestión proactiva es vital. Siga las recomendaciones de su proveedor de atención médica, especialmente con respecto a medicamentos como anticoagulantes, para mitigar el riesgo de complicaciones graves relacionadas con el accidente cerebrovascular en el futuro.

Sección 10
Primeros auxilios para un nuevo paciente con accidente cerebrovascular

Las acciones inmediatas son cruciales cuando ocurre un derrame cerebral, con el objetivo de minimizar el daño cerebral potencial. Estos son los pasos de primeros auxilios recomendados para un nuevo paciente con accidente cerebrovascular:

Llame al 911 inmediatamente:

El tiempo es fundamental en el tratamiento del accidente cerebrovascular, ya que las células cerebrales mueren con cada minuto que pasa.

Si alguien presenta síntomas de accidente cerebrovascular, llame al 911 en lugar de intentar transportarlo al hospital usted mismo.

Esto garantiza un transporte rápido y los paramédicos pueden identificar síntomas, brindar tratamiento que salve vidas e informar al departamento de emergencias.

Tome nota del tiempo de aparición de los síntomas:

Los tratamientos eficaces para el accidente cerebrovascular deben administrarse dentro de las 6 horas posteriores a la aparición de los síntomas.

Ser consciente de cuándo comenzaron los síntomas ayuda a determinar el tratamiento más adecuado y oportuno.

Realice RCP si es necesario:

En algunos casos, una persona puede perder el conocimiento durante un derrame cerebral.

Si se pierde el conocimiento, controle el pulso y la respiración; si está ausente, comience la RCP inmediatamente.

Evite alimentos o bebidas:

Abstenerse de ofrecer comida o bebida durante una sospecha de accidente cerebrovascular, considerando el riesgo de dificultad para tragar debido a debilidad muscular o parálisis.

No administre medicamentos:

Diferentes accidentes cerebrovasculares pueden requerir tratamientos distintos; por ejemplo, la aspirina podría ayudar en un accidente cerebrovascular isquémico, pero podría ser perjudicial en un accidente cerebrovascular hemorrágico.

Sin conocimiento del tipo de ictus, es recomendable no administrar medicación para prevenir posibles complicaciones.

Cuidados posteriores al accidente cerebrovascular:

Es esencial comprender cómo reconocer los signos de un accidente cerebrovascular y tomar medidas inmediatas. La siguiente fase consiste en ayudar a su ser querido en la recuperación posterior al derrame cerebral, que es un proceso gradual que dura de meses a años. El apoyo familiar juega un papel crucial para ayudarlos a recuperar la independencia y reconstruir la confianza en sí mismos.

Sección 11

Disfagia después de un accidente cerebrovascular: cosas que debe saber

Según los estudios, la disfagia afecta al 50% de los pacientes con ictus agudo. Si no se trata, podría provocar graves complicaciones de salud e incluso la muerte.

¿Qué es la disfagia?

La disfagia es un término médico que se refiere a la dificultad o malestar al tragar. Puede ocurrir en diferentes etapas del proceso de deglución, incluida la fase oral (masticar y formar un bolo), la fase faríngea (iniciar el reflejo de deglución) y la fase esofágica (mover el bolo hacia el estómago). La disfagia puede ser el resultado de diversas afecciones médicas, incluidos trastornos neurológicos, trastornos musculares, anomalías estructurales u otros problemas de salud subyacentes.

Los síntomas de la disfagia pueden incluir:
- Dificultad para iniciar la deglución.
- Asfixia o tos durante o después de comer o beber

- Sensación de comida pegada en la garganta o el pecho.
- Regurgitación de comida
- Pérdida de peso involuntaria
- Neumonía recurrente o problemas respiratorios debido a la entrada de alimentos en las vías respiratorias.
- Evitar ciertos alimentos o líquidos.

Las causas de la disfagia pueden variar, desde afecciones como accidente cerebrovascular, enfermedad de Parkinson o distrofia muscular hasta problemas estructurales como tumores o estenosis en el esófago. Es fundamental consultar con un profesional de la salud si alguien experimenta síntomas de disfagia, ya que el diagnóstico y el tratamiento adecuados son esenciales para un tratamiento eficaz y para prevenir complicaciones como la desnutrición o la neumonía por aspiración. Los enfoques de tratamiento pueden implicar modificaciones en la dieta, ejercicios para tragar y, en algunos casos, intervenciones médicas o cirugía.

Si usted o su ser querido se está recuperando de un ataque, deberá tener cuidado con los problemas para tragar. En términos médicos, esto se conoce como disfagia. Las personas con disfagia tendrán dificultades para tragar ciertos alimentos o líquidos;

en casos más graves, algunas personas no pueden hacerlo.

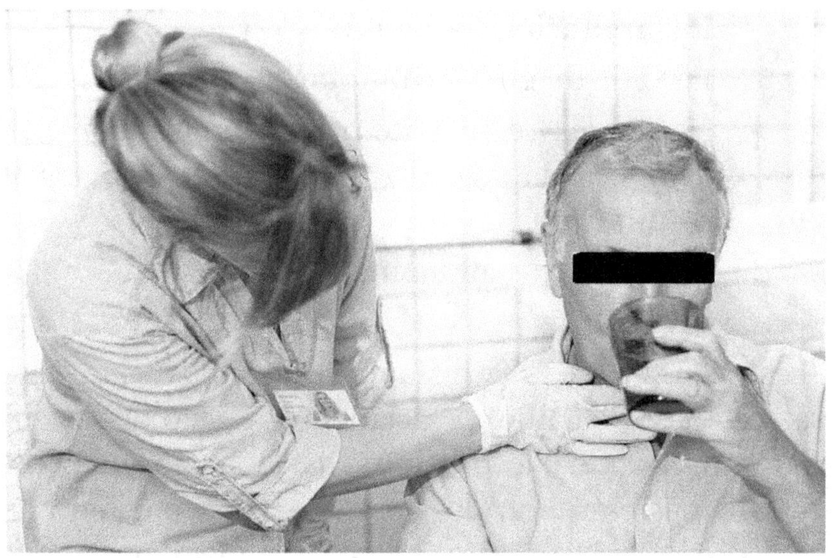

La deglución es un proceso complejo que implica el esfuerzo coordinado de numerosos músculos y nervios. Cuando masticamos los alimentos, se forma una bola blanda, conocida como bolo, que se prepara para tragar. El acto de tragar desencadena una secuencia de movimientos en la boca y la garganta, asegurando que la entrada a la tráquea esté cubierta, permitiendo que el bolo alimenticio ingrese al esófago, un tubo que transporta alimentos y líquidos al estómago.

Durante la deglución, la peristalsis (un movimiento ondulatorio natural) impulsa el bolo a través del esófago hasta el estómago. En la unión del esófago y el estómago, hay una banda muscular que debe abrirse para permitir el paso de los alimentos al estómago y cerrarse herméticamente para evitar la regurgitación del ácido del estómago.

La disfagia, una afección caracterizada por dificultad o malestar al tragar, puede provocar dificultades para comer, beber y tragar correctamente. Esta afección puede plantear riesgos para la salud, como la posibilidad de aspiración, donde la comida o la bebida ingresa a la tráquea en lugar del esófago, o la incapacidad de mover la comida o la bebida hacia el estómago. Comprender la disfagia es esencial para que las personas y sus seres queridos naveguen por la recuperación de manera efectiva.

Accidente cerebrovascular y disfagia

Un accidente cerebrovascular ocurre cuando el suministro de sangre a partes del cerebro se reduce o se interrumpe, lo que provoca un deterioro del flujo sanguíneo y la posibilidad de daño cerebral, lo que puede provocar discapacidad. Hay dos tipos principales de accidentes cerebrovasculares: isquémico, causado por la obstrucción de un vaso sanguíneo, y hemorrágico, resultante de una fuga o rotura de un vaso sanguíneo.

Las secuelas de un ictus pueden afectar significativamente a la capacidad de masticar y tragar, dando lugar a diversas complicaciones:

- Si el derrame cerebral afecta a los brazos, puede resultar difícil usar cubiertos o agarrar objetos.
- El deterioro de los músculos faciales puede dificultar el movimiento de la boca y provocar babeo.
- Los problemas de equilibrio derivados del accidente cerebrovascular pueden afectar la deglución.

La aspiración, la inhalación de alimentos, bebidas o saliva hacia los pulmones, es una complicación común. La reducción de la sensación inducida por un accidente cerebrovascular puede resultar en una aspiración silenciosa, donde las personas pueden no ser conscientes de que inhalan sustancias hacia los pulmones.

¿Quién está en riesgo?

Cualquiera que se recupere de un derrame cerebral corre el riesgo de sufrir disfagia, pero las personas mayores se encuentran en la categoría de mayor riesgo. En algunos casos, algunas personas pueden recuperarse rápidamente después de un derrame cerebral, ya sea debido a una intervención temprana cuando ocurrió el derrame cerebral por primera vez o debido a otras circunstancias (por ejemplo, responder bien al tratamiento). En muchos casos, las personas pueden experimentar una recuperación rápida después de un derrame cerebral. , atribuido a una intervención rápida durante la aparición inicial o a respuestas favorables al tratamiento. A pesar de estos resultados positivos, el riesgo de desarrollar disfagia sigue siendo elevado, especialmente en personas de edad avanzada. El proceso de recuperación, especialmente para las personas mayores, a menudo se extiende más allá de los plazos convencionales. Los cuidadores pueden verse desempeñando un papel activo en la alimentación de sus seres queridos, ya que los desafíos persistentes podrían persistir incluso después de una mejora sustancial de la movilidad. La monitorización atenta se vuelve imperativa para evitar posibles complicaciones relacionadas con la disfagia. Además, los controles de seguimiento continuos y los tratamientos personalizados pueden ser esenciales para una recuperación integral.

El proceso de recuperación de un derrame cerebral suele ser prolongado, especialmente para las personas de edad avanzada. Puede requerir una duración mayor en comparación con los períodos de recuperación típicos. Los cuidadores pueden verse involucrados activamente en el proceso de alimentación, especialmente si sus seres queridos enfrentan desafíos en el autocuidado. A pesar de los importantes avances en la recuperación de la movilidad, la vigilancia constante es crucial. El seguimiento frecuente sigue siendo imperativo para prevenir posibles complicaciones relacionadas con la disfagia, asegurando un proceso de rehabilitación integral y sostenido.

Es posible que se necesiten controles y tratamientos de seguimiento para ayudarlo a usted o a su ser querido a recuperarse por completo.

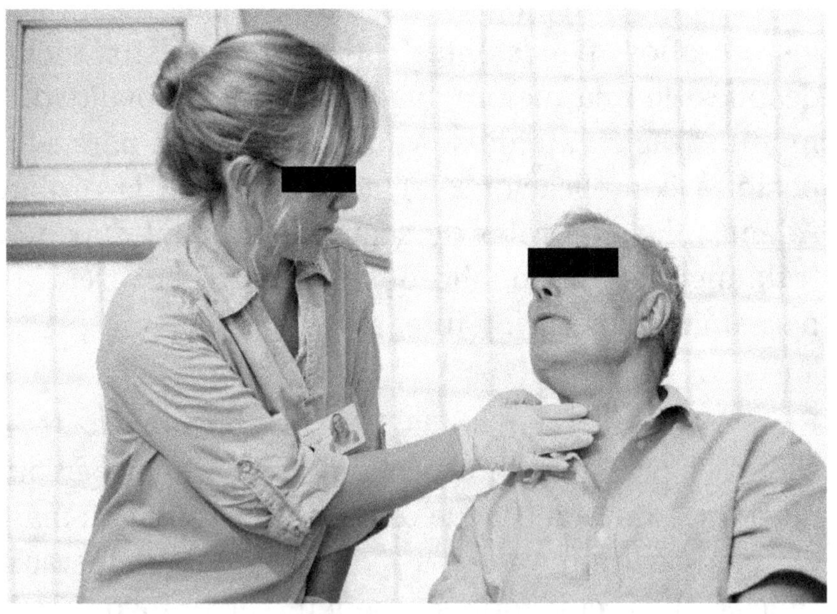

Monitoreo frecuente

¿Cuándo puede ocurrir la disfagia?

La disfagia puede ocurrir durante cualquiera de las tres fases principales de la deglución.

- **Oral:** esto se refiere a la boca, o cuando la comida se mastica en un bolo antes de pasar al esófago. Las complicaciones pueden afectar la lengua o incluso los músculos que le permiten masticar los alimentos.

- **Orofaríngea:** esto pertenece a la garganta; un derrame cerebral puede debilitar potencialmente los músculos de la garganta, lo que complica el proceso de deglución. Usted o su ser querido podrían potencialmente ahogarse, tener arcadas o toser; la comida o bebida también podría bajar por la tráquea y provocar una aspiración (silenciosa)

- **Esofágico:** esto pertenece al esófago; podría referirse a comida que queda atrapada o atascada en la base de la garganta o en el pecho una vez que ha comenzado a tragar

Siempre que ocurra disfagia en cualquier etapa, busque atención médica inmediata.

Signos y síntomas de disfagia

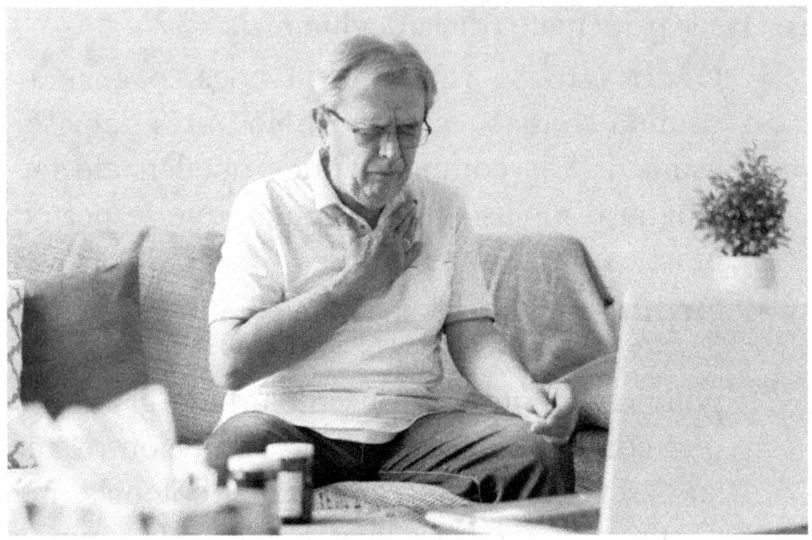

A veces, es posible que los signos de disfagia no sean evidentes. Sin embargo, preste atención a las siguientes señales o síntomas de advertencia:

- Toser o ahogarse al comer o beber
- Dolor al tragar
- Sensación de que algo se atasca en la garganta
- Incapacidad para tragar (en algunos casos, puede que no sea evidente de inmediato)
- Gorgoteos poco frecuentes al comer o beber.
- Regurgitación (comida que sale del cuerpo)
- Babeo incontrolable/aleatorio

- Voz ronca al hablar.
- Acidez estomacal inesperada
- Pérdida de peso inexplicable

Tenga en cuenta que esta no es una lista exhaustiva de signos y síntomas. Si algo parece mal, asegúrese de notificar a los profesionales médicos de inmediato.

Complicaciones e implicaciones

Si usted o un ser querido se encuentra en proceso de recuperación de un derrame cerebral, el equipo de atención médica realizará un examen exhaustivo de la capacidad para tragar alimentos y líquidos. Dependiendo de los resultados de la evaluación, pueden involucrar a un terapeuta del habla/lenguaje o consultar con un otorrinolaringólogo (otorrinolaringólogo) para determinar los próximos pasos en el régimen de tratamiento.

Si bien el riesgo de disfagia persiste, incluso más allá del entorno hospitalario, especialmente si elige un tratamiento domiciliario o presencia mejoras en la salud general durante la recuperación, la probabilidad de que ocurra es mínima con un seguimiento constante. Si no se abordan, las consecuencias pueden ser graves, incluido el riesgo de asfixia o aspiración silenciosa, lo que podría provocar complicaciones como neumonía. La intervención oportuna es crucial para prevenir tales complicaciones y garantizar un resultado positivo en el proceso de recuperación.

¿Cuándo se necesita una sonda de alimentación?

En los casos en que la disfagia sea grave e impida la capacidad de tragar, puede ser necesaria la implementación de una sonda de alimentación. Por lo general, se realiza un procedimiento de gastrostomía endoscópica percutánea (PEG) para insertar la sonda de alimentación, lo que permite la administración directa de nutrición al estómago.

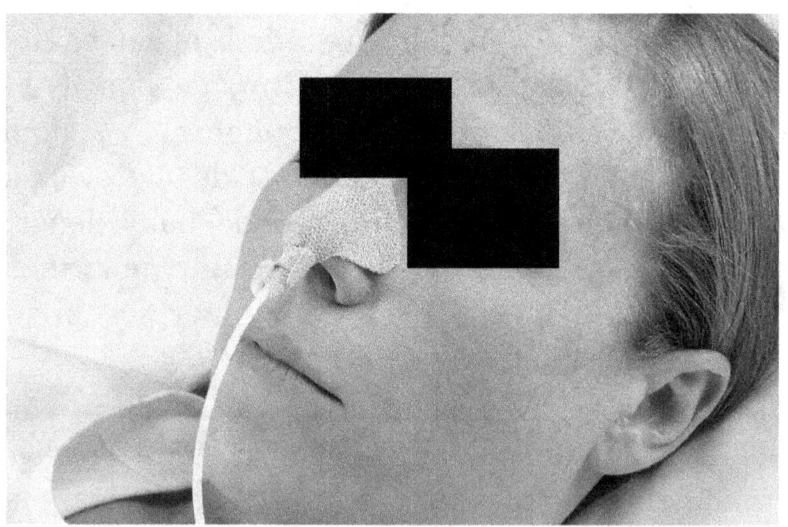

El procedimiento PEG implica el uso de endoscopios, donde se realizan pequeñas incisiones para facilitar la inserción de dispositivos similares a tubos en el cuerpo y el estómago para colocar la sonda de alimentación. Se administra anestesia local durante el procedimiento de 20 a 30 minutos para garantizar una experiencia indolora. Un dietista estará disponible para brindar orientación sobre los aspectos dietéticos mientras se usa la sonda de alimentación, también conocida como sonda G. Se administrará nutrición e hidratación especializada a través de la sonda G, que es aproximadamente del tamaño de un bolígrafo o un lápiz. Cuenta con un parachoques externo en un extremo para evitar una mayor inserción en el estómago y una tapa o tapón en el otro extremo para evitar la fuga de fluidos del estómago a la piel o la ropa.

Durante este período, los médicos ofrecerán consejos sobre las precauciones necesarias y los signos a monitorear, y es fundamental comunicar cualquier complicación experimentada. Una vez que la afección mejora, se puede retirar el tubo y el individuo puede eventualmente volver a comer y beber normalmente. Se recomienda consultar con un médico para obtener orientación sobre los procedimientos posteriores a la extracción.

Para las personas mayores y las que padecen disfagia, se puede recomendar la adopción de una dieta blanda. Aquí hay 10 recetas fáciles de tragar adecuadas para personas con dificultades para tragar o disfagia.

Sonda de alimentación nasogástrica (NG)

Alternativamente, en determinadas situaciones, se puede recomendar una sonda nasogástrica (NG). Este tubo se inserta a través de la nariz, baja por la garganta y llega al estómago. Las sondas NG, que normalmente se emplean para la alimentación a corto plazo y la administración de medicamentos, se utilizan comúnmente durante períodos de hasta seis semanas. Son necesarios controles periódicos para garantizar la estabilidad de estos tubos.

La colocación de una sonda nasogástrica puede causar molestias o dolor leve, pero el procedimiento es relativamente breve y menos invasivo en comparación con el proceso PEG. Se pueden proporcionar pastillas anestésicas para adormecer el tracto gastrointestinal superior y aliviar cualquier malestar durante el proceso de inserción.

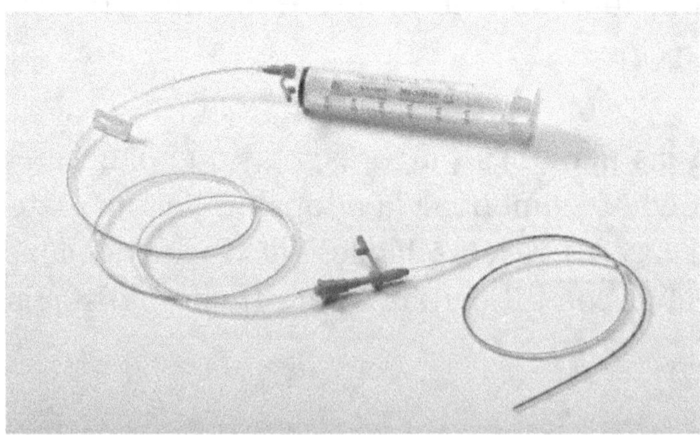

¿Quién trata la disfagia?

Un equipo completo y especializado de profesionales médicos suele ser esencial para un tratamiento eficaz de la disfagia. Reiterando lo expuesto en apartados anteriores, estos profesionales desempeñan papeles cruciales:

- **Terapeutas del habla, el lenguaje y la deglución:** Estos especialistas ayudan a controlar la disfagia y recomiendan terapias para restaurar la capacidad de tragar alimentos y bebidas.

- **Dietético:** Ofrece orientación sobre la dieta recomendada para el proceso de recuperación. En los casos que requieran una sonda de alimentación, brindan asesoramiento sobre la alimentación por sonda.

- **Otorrinolaringólogo (Médico Otorrinolaringólogo):** Especializado en complicaciones relacionadas con oído, nariz y garganta.

- **Gastroenterólogo:** Se especializa en el diagnóstico y tratamiento de trastornos del sistema digestivo.

- **Neurólogo:** Consultado según la gravedad del accidente cerebrovascular para abordar las complicaciones persistentes que pueden afectar la deglución.

El proceso de selección

La detección de disfagia implica una evaluación integral para evaluar el proceso de deglución e identificar la ubicación de la disfagia. Es posible que se requiera que las personas tragan pequeñas cantidades de diferentes tipos de alimentos o agua para evaluar su capacidad para tragar sin problemas. En algunos casos, puede ser necesario tragar alimentos sólidos o una pastilla recubierta de bario para la observación con rayos X, lo que proporciona una visión clara del movimiento para una evaluación precisa.

Los procedimientos de detección adicionales que podrían emplearse para determinar la causa de la disfagia incluyen:

- **Endoscopia:** Implica pasar un endoscopio por la garganta para examinar el estado del esófago y puede incluir la toma de muestras para realizar más pruebas.

- **Evaluación endoscópica de la deglución con fibra óptica (FEES):** Al igual que la endoscopia, este procedimiento está diseñado para observar el proceso de deglución.

- **Exploraciones de imágenes:** Se pueden realizar tomografías computarizadas o resonancias magnéticas para generar imágenes detalladas de la garganta y el esófago.

télDisfagiaProceso de tratamiento

El tratamiento de la disfagia está determinado por el tipo y la causa de las dificultades para tragar. En los casos más leves, aprender ejercicios, como técnicas específicas de deglución, puede ser suficiente para solucionar el problema. Esto podría implicar adquirir habilidades como colocar adecuadamente los alimentos en la boca o ajustar las posiciones del cuerpo y la cabeza para facilitar la deglución. En algunos casos, pueden ser necesarias modificaciones importantes en los hábitos alimentarios.

Otros enfoques de tratamiento incluyen:

- **Medicamentos:** Recetado para prevenir el reflujo ácido o controlar los espasmos esofágicos y otros problemas relacionados.

- **Dilatación Esofágica:** Implica el uso de un endoscopio con un globo especializado para estirar suavemente el esófago y abrirlo. Alternativamente, se puede utilizar un tubo flexible en lugar de un globo.

- **Inyecciones de onabotulinumtoxina A:** Se trata de inyectar una sustancia que relaja los músculos al final del esófago. Es posible que sea necesario repetir las inyecciones y puede servir como una solución temporal.

- **Cirugía:** Reservado para casos graves, seguido de terapia del habla y de la deglución durante el proceso de recuperación. Los procedimientos quirúrgicos pueden implicar realizar una incisión para facilitar el paso de alimentos y bebidas al estómago.

Antes de someterse a cualquier tratamiento, es fundamental tener una conversación exhaustiva con el equipo médico. Prepare una lista de preguntas para obtener una comprensión integral de cómo le afectará el tratamiento, los resultados esperados y otros detalles relevantes.

El proceso de recuperación

La disfagia suele ser una afección transitoria y muchas personas que la experimentan verán mejoras con el tiempo. Se puede sugerir la rehabilitación del accidente cerebrovascular para acelerar el proceso de recuperación, ayudando a fortalecer los músculos para tragar. Esta rehabilitación podría implicar el aprendizaje de técnicas como masticar bien los alimentos antes de tragarlos, adoptar una postura erguida al comer y otras prácticas beneficiosas, con la orientación de un terapeuta.

Además, pueden ser necesarias modificaciones en la dieta, cómo preparar alimentos blandos o en puré para facilitar la deglución. Un dietista brindará recomendaciones sobre la elección de alimentos y bebidas para garantizar una ingesta nutricional adecuada, además de asesorar sobre los elementos que se deben evitar para prevenir complicaciones. Por ejemplo, los alimentos pegajosos podrían eliminarse de la dieta debido a su potencial para complicar el proceso de deglución.

Aquí hay medidas adicionales que puede tomar para ayudar en el proceso de recuperación:

- **Mantener la higiene bucal:** Garantice una buena salud bucal y dental para prevenir posibles problemas causados por bacterias en la boca.

- **Coma y beba a un ritmo cómodo:** Evite apresurar el proceso, ya que hacerlo podría provocar complicaciones graves, como que la comida se atasque en la garganta.

- **Abstenerse de comer o beber cuando esté fatigado:** Si se siente somnoliento o débil, evite consumir alimentos o bebidas para evitar el riesgo de que entren objetos en la tráquea.

- **Tenga a alguien presente para brindar apoyo:** Tener a alguien cerca puede ofrecerle ayuda para comer y beber, además de vigilar su bienestar.

- **Pedir aclaraciones:** Si tiene alguna duda o inquietud, no dude en comunicarse con su terapeuta o médico para obtener orientación.

La recuperación llevará algún tiempo y varía de persona a persona. Asegúrese de tener a alguien a su lado en todo momento y no dude en hablar francamente de sus preocupaciones con esa persona. Si es necesario, hable con un consejero profesional para que le ayude a tranquilizarse. No tienes que hacer esto solo.